L'ASSAINISSEMENT

DE LA

VILLE DE LEVALLOIS-PERRET

SUPPRESSION

DE LA

VIDANGE PNEUMATIQUE

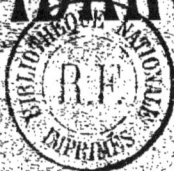

MÉMOIRE

Aux Conseillers Municipaux de Levallois-Perret

Sur les mesures à prendre pour assurer le service
de l'assainissement

PAR

Alexandre TOURTEAUX

LEVALLOIS-PERRET

IMPRIMERIE BREVETÉE G. MOTTELET

54, Rue de Courcelles, 54

1901

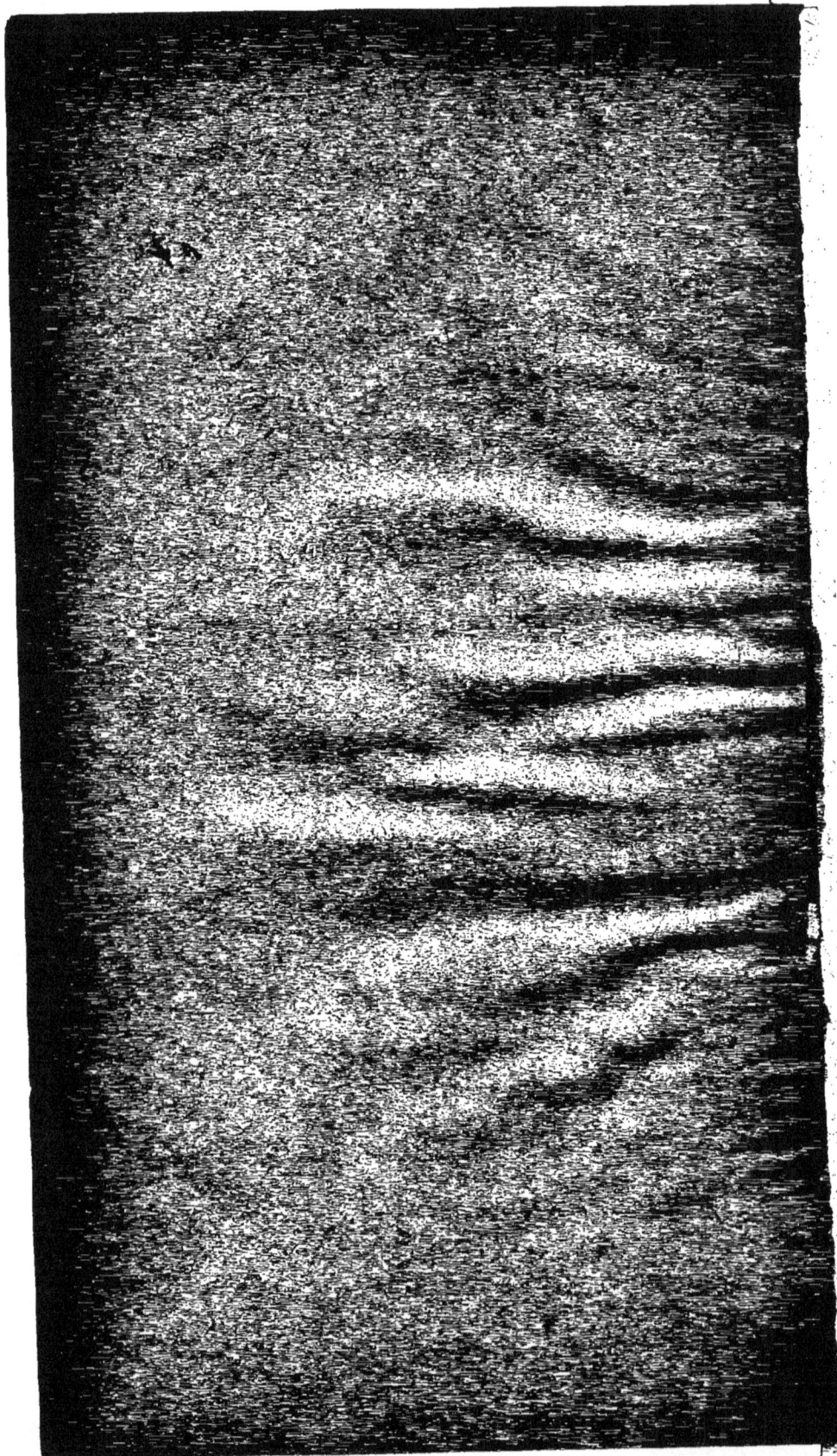

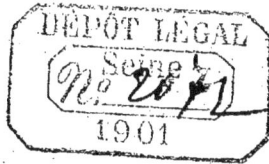
SUPPRESSION

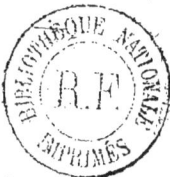

DE LA

VIDANGE PNEUMATIQUE

A Messieurs les Membres du Conseil municipal

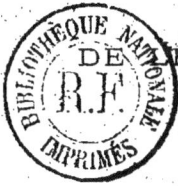

DE LEVALLOIS-PERRET

Messieurs,

La question de la salubrité de la ville de Levallois se pose à nouveau devant vous d'une façon qui certainement a fait naître dans vos esprits une inquiétude compréhensible. Permettez-moi, au moment où vous allez vous réunir pour en délibérer une fois de plus, de vous adresser ces quelques pages qui me semblent utiles, d'abord, pour bien préciser les faits de cette extraordinaire affaire qu'une polémique intéressée cherche à dénaturer et à transformer, ensuite, vous rassurer sur les conséquences certaines que les modifications qui vont survenir dans l'usine de la Compagnie de salubrité auront pour vos commettants.

Vous savez que la Compagnie de salubrité, mise en demeure d'exécuter les conventions qui lient la commune à elle, avoue qu'elle est dans l'impossibilité de tenir ses engagements si l'on ne maintient pas à titre définitif une tolérance dont elle a quelque peu abusé pendant ces dernières années.

En présence de cette faillite volontaire, préparée

depuis longtemps, vous avez à voir quelles mesures il convient de prendre pour qu'à l'avenir la salubrité de la seconde ville du département de la Seine qui compte près de 60,000 habitants, ne soit plus à la merci d'une société financière dont le bagage est fort mince en ce qui concerne les scrupules et qui est disposée à sacrifier l'intérêt général à son intérêt à elle.

Non seulement vous avez à prendre pour l'avenir des mesures qui nous sortiront de l'état d'insécurité permanente dans lequel la salubrité de la Ville se trouve du fait des conventions conclues en 1888 avec cette compagnie, mais vous avez encore à vous préoccuper de précautions transitoires immédiates pour que les légères modifications qui vont survenir dans l'aménagement des bâtiments communaux, écoles et Hôtel de Ville et dans les sous-sols de quelques maisons particulières dépourvues de fosses, n'amènent pas de conséquences fâcheuses. Il est facile de prévenir ces désagréments au moyen de quelques travaux exécutés à propos et en somme peu onéreux.

Je me permets donc de vous adresser à cette occasion ces quelques pages afin de vous fournir les renseignements dont vous pourrez avoir besoin pour donner à cette affaire que je connais mieux que personne à Levallois, une solution qui satisfasse vos électeurs et les abonnés au système de vidange pneumatique qui, quoi qu'on fasse, va disparaître le premier août prochain.

Et tout d'abord je dois vous rassurer sur les conséquences exagérées que la Compagnie de salubrité indique comme devant résulter de la mesure qui la frappe « seule » justement d'ailleurs.

Sur les 4,000 maisons de Levallois, 600 à peine sont abonnées au système pneumatique et encore sur ces 600, plus de 550 sont pourvues de fosses que la compagnie a détruites en partie quand la municipalité de 1893, sa complice, a forcé les propriétaires à souscrire des abonnements dont ils ne voulaient pas. Il ne reste tout au plus que 50 maisons dépourvues de fosses. Il sera facile d'obvier à cet inconvénient peu grave, c'est une question de maçonnerie et MM. les Architectes ne sont pas embarrassés pour cela. Avec quelques mètres cubes de meulière et quelques sacs de ciment, l'erreur commise par les propriétaires qui ont installé les appareils pneumatiques dans leurs caves sera réparée aussi bien dans les maisons où les fosses ont été détruites par la Compagnie de salubrité que dans celles où on n'en a point ménagé à son instigation.

Il ne faut rien exagérer. Il y aura certes des dépenses qui feront double et même triple emploi avec celles qui ont été faites sur les ordres d'un maire indigne que la responsabilité ne peut atteindre au profit de financiers de proie qui ont su se mettre à l'abri, mais il ne faudrait pas croire que la question de l'aménagement nouveau ou de la remise à l'état ancien amènera des ruines et des calamités comme on veut le faire craindre dans le but d'ameuter les intéressés afin de sortir la Compagnie de salubrité du mauvais cas où elle s'est mise. On veut effrayer les propriétaires, les faire pétitionner, pour maintenir l'état continuel de contravention dans lequel cette Compagnie se complaît pour le plus grand profit de sa caisse, et pas pour autre chose.

Il n'y a pas lieu de s'émotionner outre mesure, mais il faut que les maisons soient en état qui permette à la salubrité de fonctionner sans interruption à partir du moment où les appareils de la Compagnie de salubrité ne fonctionneront plus.

Vous trouverez dans les pages qui vont suivre tous les éléments nécessaires pour baser une décision ferme et sérieuse sur les deux points que vous avez à trancher et à régler définitivement.

J'ai l'espoir de vous être utile dans cette circonstance délicate, aussi je vous prie d'excuser mon intrusion, peut-être indiscrète dans vos délibérations, mais vous me la pardonnerez en raison de l'intention que j'ai de rendre service à la commune et à mes concitoyens, en les prévenant simplement de ce qui se passe et en précisant les faits tantôt exagérés, tantôt amoindris, selon les circonstances ou les personnes dans le but de jeter le trouble dans les esprits, pour faciliter une nouvelle perfidie pneumatique.

L'intérêt de la commune est votre souci, tout le monde le sait ; mais vous admettrez bien qu'il est est différent de celui de la Compagnie des vidanges et que, sous prétexte de sauvegarder l'intérêt communal, vous n'avez pas à faire le jeu des financiers de cette compagnie.

On voudrait dans ce but vous faire résister au nom de la commune à l'injonction préfectorale du 30 avril dernier, dont je donne le texte plus loin, alors que l'intérêt bien compris d'une municipalité soucieuse de son devoir serait de se ranger aux avis éclairés du Préfet, votre tuteur et votre défenseur naturel. Le Préfet, soyez-en certain, n'agit qu'à bon escient contre l'exploiteuse pneumatique ; s'il a pris contre elle la mesure qui paraît vous choquer, c'est qu'il était dans la nécessité de la prendre, qu'elle s'imposait, qu'elle est légale et juste ; c'est parce qu'il en a bien calculé la portée qu'ils vous en a avertis en vous invitant à avertir à votre tour les propriétaires, pour que la suppression inévitable s'opère sans aucun inconvénient le 1er août.

On voudrait vous faire protester contre ces mesures sages de salubrité et de probité publiques au profit d'imposteurs qui, démasqués, cherchent malgré tout à nous en imposer !... Je n'insiste pas.

Vous comprendrez qu'entre les protestations et les révoltes de la Compagnie de salubrité et les conseils salutaires de la préfecture, vous n'avez pas à hésiter. La préfecture a raison ! Et vous n'irez pas vous insurger inconsidérément contre elle qui défend loyalement nos droits trop longtemps sacrifiés même contre ses avis !

C'est dans cet espoir que je vous prie d'agréer l'assurance de ma parfaite considération.

Alexandre TOURTEAUX,

100, rue du Bois.

Levallois-Perret, le 12 Juin 1901.

SUPPRESSION

DE LA

VIDANGE PNEUMATIQUE

I

C'est en 1880, que pour la première fois un ingénieur du nom de Berlier, dont la compagnie de salubrité qui nous occupe a pris la suite, proposa pour l'assainissement de Paris alors à l'étude, un système déjà connu d'ailleurs puisqu'il avait été étudié dès 1854 par la préfecture de la Seine. Ce système anciennement appelé barométrique, transformé en pneumatique pour lui donner une allure plus moderne et une apparence de progrès, fut d'abord présenté au Ministère des Travaux publics. L'ingénieux Berlier offrait d'établir dans Paris tout un immense réseau de tuyaux de faible diamètre pour transporter souterrainement les résidus de la vie journalière dans des usines où ils seraient traités en vases clos par la chaleur qui en détruirait les germes morbides.

Cet hygiéniste du temps passé, fortement appuyé par une tribu de financiers politiciens qui avaient vu dans ses idées un sûr moyen de réaliser d'énormes bénéfices sans aucun aléa, fut autorisé à faire expérimenter son système d'assainissement plus problématique que barométrique dans un quartier de Paris ; mais les expériences ne furent pas heureuses. Elles démontrèrent l'inefficacité de la tuyauterie qui peut devenir et deviendra à la longue, par suite d'un engorgement inévitable à raison du faible diamètre, un empêchement et un danger. Les ingénieurs des services municipaux et après eux le Conseil municipal de Paris, la repoussèrent avec ensemble.

Il est à remarquer du reste, — et ceci dit pour ne laisser à personne aucun regret — que le système baroque et pneumatique installé à Levallois, n'est pas un progrès sur les fosses que tout le monde condamne, sans que jamais personne ait encore trouvé le moyen pratique de les remplacer ; il nécessite lui-même une fosse que l'on est obligé de vidanger plus souvent que les autres, voilà tout ; seul, le moyen d'enlèvement diffère. Il nécessite de plus une surveillance constante et si par malheur un agent de la Compagnie ne passait pas tous les deux jours au moins dans les maisons pour visiter les appareils, les vider, les nettoyer, les réparer — car, sans qu'on l'avoue, ils se détraquent souvent — les maisons seraient infailliblement inondées toutes les semaines par suite d'un engorgement continuel que l'on n'évite qu'au moyen de cette surveillance incessante (1).

Ce n'est donc pas un moyen d'assainissement comparable au tout à l'égoût véritable puisqu'au contraire de ce dernier qui fonctionne sans qu'on ait à s'en préoccuper, il nécessite une inspection minutieuse et journalière ; que de plus il laisse séjourner les matières dans les fosses et dans les tuyaux, avant de les évacuer, non pas dans des usines de traitement comme on l'a cru pour y être soumises à la chaleur destructive des microbes pathogènes qu'elles contiennent, cultivent et multiplient, mais dans les égouts qui passent devant nos portes et dont elles rendent les eaux plus dangereuses pour ceux qui sont obligés de les nettoyer.

La Ville de Paris, prévoyant ces graves inconvénients, a repoussé les tuyaux de la Compagnie de salubrité, considérant que si le tout à l'égout automatique qui jette les matières fraîches diluées dans dix fois leur volume d'eau

---

(1) Voir la Vidange pneumatique, page 65.

propre est un bien, la vidange pneumatique qui jette à
l'égout des matières compactes, vieilles de plusieurs jours
et par conséquent en voie de fermentation, à peine mélan-
gées d'eaux salies par les occupations domestiques est un
mal.

II

Repoussés de Paris, les financiers embusqués derrière
l'enseigne de la salubrité se retournèrent vers le commencement de 1888 sur Levallois où ils avaient établi l'usine
d'expérience qui avait servi pour Paris ; et dans la pensée
naturelle qu'ils pourraient trouver là en fourbant quelque
peu la municipalité « les éléments d'une recette qui leur
permit de couvrir leurs frais d'expérience et d'exploitation », ils s'abouchèrent avec le maire et le secrétaire de
la mairie, qui leur fut d'une précieuse utilité par la suite.

Ils firent sonner pour la galerie les grands mots : hygiène,
progrès, salubrité, assainissement ! Ils firent un sombre
tableau de la commune où toutes les pires maladies et les
plus terribles régnaient à l'état endémique, à les entendre.
Ils se présentèrent comme des sauveurs désintéressés venant
apporter la santé et la vie dans un pays ravagé par la fièvre
typhoïde, la variole, la malaria, etc., etc.

Reprenant les propositions qui avaient failli faire réussir
l'affaire auprès du Ministre des Travaux publics, et qui
seules pouvaient sûrement séduire, ils offrirent d'assurer
gratuitement le service d'assainissement de Levallois avec
leur système nouveau et infaillible, à la condition qu'on
les autorisât à occuper gratuitement aussi le sous-sol des
rues pour y faire courir leurs tuyaux féériques. Leur courtier
fit adroitement sous entendre que les tuyaux remplaceraient
aisément les égouts qui, presque partout, sont encore à
l'état de projet, ce qui économiserait par surcroît plusieurs
centaines de mille francs à la commune.

Je n'étais évidemment pas sous la table quand ces négociations s'entamèrent dans le plus grand mystère, sans cela
j'en saurais peut-être davantage...

Sur ces entrefaites, les élections changèrent le personnel municipal. La municipalité nouvelle, inexpérimentée, se fiant au secrétaire, comme il arrive toujours, pour les municipalités inexpérimentées, ce qui n'empêche pas qu'elles aient toujours tort, tomba dans le piège qui avait été habilement tendu, c'est ce qui fait que les insidieuses propositions du courtier financier déguisé en courtier hygiéniste furent accueillies par les nouveaux venus avec un grand empressement. Elles furent soumises à une commission d'ailleurs incompétente.

Un des membres de cette commission, qui n'était pas non plus sous la table, a encore présentes à l'esprit les merveilleuses promesses du courtier vidangeur, il me les rappelait dernièrement et je pourrais en appeler à son témoignage si cela était nécessaire.

La commission emballée chargea un rapporteur de rédiger un rapport, favorable naturellement, elle n'avait été instituée que pour cela, et un projet de convention fut rédigé.

On n'avait pas alors le moindre soupçon que les offres et promesses merveilleuses du courtier n'étaient que plaisanteries et « bluffages » selon le néologisme à la mode, fourberies de mauvais goût destinées à faciliter des combinaisons financières peu honnêtes.

J'ai donné précédemment le texte officiel de la convention préparée alors par le courtier sous la dictée de son patron. Je ne crois pas qu'il soit nécessaire, quoi qu'on m'accuse d'en dénaturer le sens, de donner à nouveau ce texte intégralement. Il est toujours facile de se le procurer en se reportant à ma brochure à couverture vert d'eau qui est dans toutes les mains. Je me bornerai ici à en citer les articles qui présentent de l'intérêt pour la question qui nous occupe aujourd'hui.

III

La convention qui a clôturé les pourparlers de 1888 débute ainsi :

Art. 1er — La Compagnie de salubrité s'engage à recevoir et à enlever les matières excrémentielles et les eaux ménagères provenant des immeubles situés sur le territoire de la ville de Levallois.

Art. 2. — La vidange des immeubles sera faite au moyen d'une canalisation étanche, supprimant toute communication entre ces matières d'une part, l'air, les égouts et les terrains environnants d'autre part.

On ne dit pas dans ces deux articles qui posent les engagements que prend pour 40 années la Compagnie contractante, ce que deviendront les matières transportées sans qu'elles soient à aucun moment de leur parcours *en contact avec l'air ou les égouts*, mais l'article 18, inscrit dans le chapitre 3 du traité, vient combler cette lacune :

Art. 18. — La Compagnie de salubrité pourra traiter dans des usines spéciales et à ses risques et périls et sous les autorisations de droit, tout ou partie des matières provenant de ses canalisations ; mais dans aucun cas, elle ne pourra établir une de ces usines spéciales de traitement sur le territoire de la commune de Levallois-Perret.

On *pourra* équivoquer tant que l'on voudra sur ce mot *pourra*, mais on n'arrivera jamais à convaincre une personne raisonnable, sensée et de bonne foi, que les traités ainsi rédigés « défendent les usines ».

Il résulte au contraire de l'ensemble des documents qui ont conservé le souvenir des promesses dissimulées le plus possible sous le fatras des écritures, que le programme soumis au Ministère des Travaux publics en 1880 par les gens de la salubrité devait être appliqué scrupuleusement à Levallois, que les matières devaient être transportées en tuyaux étanches jusque dans des usines situées hors de Levallois soumises à la chaleur et traitées selon les règles dans des vases clos.

La Compagnie n'avait pas ces usines à ce moment, mais elle prenait l'engagement de les construire, c'est ce qui fait que le service des ingénieurs des ponts-et-chaussées consulté, comme on le verra tout à l'heure, fit dans un rapport du 10 janvier 1889, cette observation, qu'avant d'autoriser définitivement la pneumatique, *l'administration aurait quelque intérêt à savoir quel sera l'emplacement de ces usines et le mode de traitement des matières...*

Les usines étaient à ce point une condition *sine quâ non* du traité que leur absence constitue un cas de déchéance aux termes de l'article 6 ainsi conçu :

Art. 6. — Si pendant la durée déterminée à l'article précédent, la Compagnie de salubrité interrompait son service en totalité ou en partie, ou si elle ne se conformait pas aux dispositions des articles 7, 10, 11, 13, 17, **18** et 21 ci-après, l'autorisation qui lui est donné par l'article 4 ci-dessus, pourrait lui être retirée.

Toutefois, ces dispositions ne seront pas applicables si la Compagnie établit un cas de force majeure dûment justifié.

L'article 18 est bien spécifié dans l'article 6 pour une déchéance en cas d'inexécution, et je voudrais bien connaître ce cas de *force majeure* qui a empêché jusqu'ici la Compagnie de salubrité de construire ces usines !

Cette compagnie, non seulement prenait l'engagement de construire des usines, mais encore elle s'interdisait comme à tout le monde le déversement à l'égout.

Pour que son expérience soit complète et pour qu'on ne puisse arguer après coup d'aucune supercherie, elle fit ajouter dans le traité que j'analyse cet article 12.

Art. 12. — Afin que le système d'assainissement qui sera appliqué par la Compagnie de salubrité reçoive son entière application, des arrêtés municipaux interdiront, dans les égouts existants ainsi que dans ceux qui seront ultérieurement construits, le déversement des vidanges et généralement de toutes les matières solides et liquides quelconques susceptibles d'entrer en fermentation ou de répandre des odeurs.

Les propriétaires non abonnés devront envoyer les eaux ménagères dans les tuyaux de la Compagnie sans rétribution autre que les frais d'appareils de canalisation et d'installation.

Elle demandait ainsi que personne ne fut plus jamais autorisé à jeter dans l'égout des matières susceptibles de fermentation, pas plus elle que d'autres, afin que son système reçoive son *entière application !*

Et quelle est donc cette *entière application*, si elle n'est pas le transport dans des usines et le traitement des matières en vase clos et par la chaleur ? L'article 12, autrement compris, n'a aucun sens, ou alors il constitue une escroquerie véritable.

Je n'insiste pas !

Cette convention porte la date du 25 novembre 1888, elle a été votée par le Conseil municipal 4 jours après et soumise à l'examen du Préfet qui fit traîner son approbation pendant plus d'une année.

Cette approbation semble au surplus n'avoir été obtenue que par surprise et toujours au moyen de contre-vérités, de pirouettes et de fourberies qui, somme toute, ont été les seuls moyens mis en œuvre pour faire aboutir cette affaire saugrenue.

Comme je viens de le dire plus haut, le service des ponts-et-chaussées fut consulté ; le traitement promis éveilla son attention :

Nous croyons, écrit l'ingénieur ordinaire dans son rapport, que l'administration, avant de statuer, aurait quelqu'intérêt à savoir quel sera l'emplacement de ces usines et le mode de traitement des matières. Toute indication à ce sujet fait défaut.....

Nous avons cru devoir signaler les lacunes qui existent dans l'instruction de cette affaire et les objections que soulève le projet de convention. Il y a lieu d'attirer sur ces divers points l'attention de la municipalité de Levallois.

Il y a, en effet, de nombreuses lacunes voulues dans ce traité, lacunes qui facilitent les sous-entendus et les échappatoires. Ces lacunes sont comme le sabre de M. Prudhomme qui servait à défendre le gouvernement et à l'attaquer ; elles permettent aujourd'hui de nier les engagements primitifs. A l'époque, elles servaient à les confirmer dans l'esprit des contractants ! Équivoques agréables, bonnes peut-être *à prendre les naïfs* pendant un temps ; mais pendant un temps seulement !...

La Compagnie de salubrité ne répondit pas aux observations gênantes du service des ingénieurs ; elle ne répond jamais aux questions embarrassantes ; aujourd'hui encore qu'on lui demande où sont ses usines, elle ne répond qu'en me faisant injurier dans les journaux locaux, comme si ces injures pouvaient suppléer à ses engagements ou bien contribuer à éclairer la question !

IV

Comment s'y prit-elle à l'époque pour esquiver l'indiscrétion de l'ingénieur ordinaire de l'arrondissement, je n'en sais rien ; toujours est-il qu'elle ne construisit pas d'usine hors de Levallois et que par une fourberie nouvelle, elle réussit à se faire autoriser à jeter à l'égout en violation de l'article 12 ci-dessus rapporté de la convention du 25 novembre 1888, les matières qu'elle devait traiter dans ces usines.

Elle s'adressa au Conseil municipal de Paris, en faisant accroire qu'elle allait *épurer* les vidanges dans son usine de Levallois ; et grâce à cette supercherie, elle obtint l'autorisation provisoire de jeter ses *eaux* dans le collecteur parisien près de son débouché en Seine.

Chose bizarre, la municipalité de Levallois accepta cette substitution malhonnête ; on lui avait fait croire qu'il ne s'agissait que d'un simple répit...

Sans prendre d'autre avis que celui du financier intéressé, sans consulter son conseil municipal — tout comme maintenant d'ailleurs, car il n'y a rien de changé dans le mode d'exploitation de cette affaire — cette municipalité signa l'acte extraordinaire suivant que je rétablis sous sa forme officielle car je ne l'ai pas encore publié *in-extenso* :

Convention complémentaire de traité passé le 25 novembre 1888 entre la ville de Levallois-Perret, d'une part, et la Compagnie de salubrité, d'autre part, pour l'assainissement de ladite ville par l'enlèvement des matières de vidanges et des eaux ménagères provenant des immeubles.

Entre les soussignés :

M. Antonin Raynaud, maire de la ville de Levallois-Perret, stipulant au nom de ladite ville, en vertu d'une délibération du

Conseil municipal du 14 septembre 1889, approuvée par... le...

D'une part ;

Et M. Paul Girard, officier de la Légion d'honneur, président du Conseil d'administration de la Compagnie de salubrité, société anonyme au capital de 1.210.000 francs, dont le siège est à Paris, 33, rue Joubert ;

D'autre part ;

Il a été convenu ce qui suit :

ARTICLE PREMIER. — La Compagnie de salubrité reconnaît avoir reçu communication de M. le Maire de Levallois-Perret de la délibération prise à la date du 26 juin 1889, par le Conseil municipal de Paris, relativement à sa demande, tendant : 1° A emprunter les deux collecteurs qui traversent la commune de Levallois-Perret, pour y installer une conduite pneumatique de 0m20 de diamètre ; 2° A évacuer dans la cuvette du collecteur, près de son débouché en Seine, la totalité des eaux à provenir de l'usine d'aspiration, ladite délibération étant ainsi conçue :

Le Conseil,

Vu le projet de convention passé le 20 novembre 1888 entre le Maire de Levallois-Perret et la Compagnie de salubrité et par laquelle ladite Compagnie s'engage, pour une durée de 40 années, à *recevoir* et à *enlever* les matières excrémentielles et les eaux ménagères provenant des immeubles situés sur le territoire de la commune de Levallois-Perret.

Vu la lettre en date du 9 février 1889 par laquelle ladite Compagnie demande l'autorisation : 1° d'installer une conduite pneumatique de 0m20 de diamètre dans chacun des égouts collecteurs de Paris qui traversent le territoire de la commune, depuis les fortifications, jusqu'à la jonction de ces deux galeries ; 2° d'évacuer dans la cunette du collecteur, près de son débouché en Seine, les eaux provenant de l'usine d'aspiration.

Vu le plan de la canalisation, annexé à la lettre du 9 février 1889. Vu le mémoire en date du 1er avril 1889 par lequel M. le Préfet de la Seine propose d'accorder la double autorisation sollicitée sous certaines conditions et réserves destinées à sauvegarder les droits et les intérêts de la ville de Paris.

Vu le rapport de l'inspecteur général des ponts-et-chaussées, directeur des travaux de Paris.

Délibère :

ARTICLE PREMIER. — La Compagnie de salubrité est autorisée sous réserve de la ratification par M. le Préfet de la Seine de la convention sus-visée du 20 novembre 1888 :

1° A installer une conduite pneumatique de 0m20 de diamètre dans chacun des deux égouts collecteurs de Paris qui traversent la commune de Levallois-Perret, depuis les fortifications jusqu'à la jonction de ces deux galeries ;

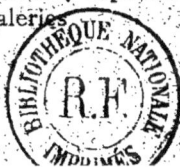

2° A évacuer dans la cunette du collecteur, près du débouché en Seine, les eaux provenant de l'usine d'aspiration.

Art. 2. — La présente autorisation est accordée aux conditions suivantes :

1. — L'occupation des deux collecteurs par la Compagnie de salubrité n'est consentie qu'à titre essentiellement précaire, elle sera révocable à toute époque, au gré de la ville de Paris et sans indemnité.

2. — La Compagnie de salubrité paiera à la ville de Paris, pour cette occupation, une redevance annuelle qui sera calculée sur le taux de 200 francs par kilomètre de conduite.

3. — La faculté donnée à la Compagnie de salubrité d'évacuer dans la cunette du collecteur les eaux provenant de son usine d'aspiration n'est accordée qu'à titre de simple tolérance, la ville de Paris se réservant le droit absolu de faire cesser cette tolérance à toute époque, en prévenant la Compagnie six mois à l'avance.

Dans le cas où le débouché en Seine viendrait à être fermé, la tolérance prendrait fin de plein droit.

Art. 2. — La Compagnie de salubrité déclare adhérer aux conditions qui lui sont imposées par la délibération sus-mentionnée du Conseil municipal de Paris et s'engage à les exécuter dans leur entier.

Fait double à Levallois-Perret, le treize septembre mil huit cent quatre-vingt-neuf.

Approuvé l'écriture ci-dessus.

Le Maire,

Signé : RAYNAUD.

Pour la Compagnie de salubrité et en son nom,

Le Président du Conseil d'administration,

Signé : GIRARD.

Remarquez la rouerie de cet acte.

On se hâte de le faire signer par le maire le 13 septembre et le lendemain 14, on place le conseil devant une signature échangée, un fait acquis et on lui fait enregistrer pour la forme un acte d'une gravité exceptionnelle qu'on interprète aujourd'hui comme une transformation radicale du traité primitif !

Singulier moyen d'administration auquel par une confiance mal placée, le maire d'alors, honnête homme d'ailleurs, a eu la faiblesse de se prêter.

Il semble qu'on veuille procéder de même aujourd'hui en mettant un de ces quatre matins le conseil en présence d'un fait acquis contre lequel on essaiera de lui faire accroire qu'il ne peut rien.

Il est bon de rappeler ces choses ; ce rappel mettra peut-être notre municipalité en garde contre les séductions des agents de la compagnie de la salubrité habiles à transformer la vérité et que l'on rencontre jusque dans le personnel de la mairie.

V

L'acte complémentaire, copié au paragraphe précédent ne transforme pas les conventions primitives. Son texte même s'oppose à une telle interprétation. Il ne les complète pas non plus, mais il confirme les engagements de 1888. La compagnie s'engage à exécuter dans leur entier les conditions imposées par le conseil municipal de Paris c'est-à-dire à cesser les déversements dans le collecteur à première injonction après toutefois s'être assuré d'un exutoire dans des usines de traitement. Cet acte complémentaire ne fait qu'autoriser un provisoire et rien de plus !

La compagnie de salubrité n'a plus aujourd'hui qu'à s'incliner devant les nécessités de ses engagements et les *exécuter dans leur entier* conformément à sa signature.

C'est bien là le point !

Mais cette compagnie extraordinaire ne demande qu'une chose : esquiver sa signature.

La convention prétendue complémentaire la gêne évidemment ; elle sent bien qu'en elle gît toute l'affaire actuelle et elle écrit et fait publier pour surprendre la bonne foi de ceux qui ne la connaissent pas ces élucubrations à double entente :

Dans l'esprit du Maire et du Préfet de la Seine, administrateurs qu'on doit supposer intelligents et éclairés, cela ne voulait pas dire que ce jour-là, la ville de Levallois serait inexorablement infectée, mais qu'il y aurait lieu, le passé n'existant plus, à une nouvelle entente sur d'autres bases.

Passez muscade, il y a lieu à une nouvelle entente ! M. de la Palisse n'eût pas trouvé mieux !

Ils sont adorables les plumitifs de la pneumatique !

Il est indubitable que ni dans l'esprit du maire de Levallois, ni dans celui du Préfet de la Seine, il n'était entré en 1889 cette idée folle que la ville de Levallois n'aurait plus le droit à un moment donné de déverser ses égouts à elle dans les collecteurs parisiens dont elle est co-propriétaire, mais elle y était entré cette idée très juste et très raisonnable que le jour où le débouché des collecteurs en Seine serait fermé, la compagnie de salubrité devrait cesser, elle, d'y pratiquer les déversements *clandestins, j'insiste !* de ses appareils antihygiéniques que l'on consentait à *tolérer provisoirement,* à titre *essentiellement précaire !* déversements qui, dans la pensée de l'administration, devaient prendre fin à brève échéance.

C'est ce qu'avait compris le Conseil municipal en accordant un premier délai de six mois pour concilier les intérêts en jeu sur la demande du directeur des affaires communales... écrit la Compagnie !...

Aimable désinvolture !

Remarque intéressante à faire en passant : La Compagnie de salubrité, aux termes du paragraphe 2 et l'article 2 de la délibération du Conseil municipal du 26 juin 1889 devait payer à la ville de Paris une redevance de 200 francs par kilomètre de conduites posées dans les collecteurs ; elle n'a jamais payé un sou.

Elle offre maintenant, paraît-il, de payer une redevance pour ses déversements, il en serait comme pour les conduites ; la Compagnie n'a jamais payé que d'audace, elle ne paierait pas plus cette redevance qu'elle a payé l'autre. J'y reviendrai tout à l'heure.

Je continue mon exposé :

VI

La Compagnie de salubrité dont le mensonge forme l'unique moyen de défense et d'action essaie aujourd'hui d'affoler la population par des menaces qu'elle est d'ailleurs parfaitement capable de mettre à exécution.

Après avoir menacé elle cherche à rassurer ses victimes en leur soufflant insidieusement, qu'il est impossible de supprimer son système du jour au lendemain et qu'il y au a de nouveaux délais.

Il ne s'agit ni d'affoler la population, — il n'y a rien d'ailleurs qui soit de nature à justifier un affolement dans cette machine-là — ni de la rassurer par des publications optimistes, il s'agit de lui dire la vérité sans phrase.

La Compagnie de salubrité a-t-elle pris les mesures nécessaires pour assurer l'assainissement de Levallois après la fermeture de son déversoir dans le collecteur ? Tout est là ! Les déclamations à côté que l'on publie ne signifient rien et ne détourneront pas la question !

Si la Compagnie n'a rien fait, si elle n'a pas d'exutoire à elle avant le 1er août, il est évident que son système impuissant s'arrête net. C'est alors non seulement une faillite aux engagements, mais encore une véritable duperie dont sont victimes la commune et les propriétaires que l'on a forcés à l'abonnement ; c'est l'empoisonnement des maisons, l'infection des écoles et du sous-sol où courent les tuyaux laissés pleins de matières en pourriture.

Contre cet embarras qui doit forcément se produire momentanément, il s'agit simplement de prendre certaines précautions.

Il est évident que si l'on ne fait rien ; que si l'on ne se munit d'aucun récipient réglementaire pour remplacer les récipients pneumatiques abandonnés, 600 maisons de Levallois, la mairie et les écoles vont se trouver dans une triste position le 1er août.

L'accident fâcheux sera évité en creusant des fosses où il n'y en a pas.

Avec des fosses il n'y a plus rien à craindre !

Le devoir de la municipalité est tout indiqué : celle-ci doit prendre l'initiative d'engager les propriétaires intéressés à faire les travaux exigés par la circonstance, elle doit elle-même donner l'exemple en faisant creuser des fosses dans la mairie, dans les écoles, partout où cela sera nécessaire. Elle ne pourait manquer à ce devoir que dans le cas improbable — où elle aurait reçu de la Compagnie la certitude qu'elle sera en mesure d'exécuter son contrat quoi qu'il arrive le 1er août. Cette certitude elle ne l'aura jamais, car la Compagnie déclare qu'elle ne veut pas construire d'usine. Mais celle-ci espère forcer la main au Préfet en biaisant et en fourbant encore une fois.

Il est aisé de voir le calcul de la Compagnie, calcul auquel la municipalité prête complaisamment son appui silencieux : elle veut placer le Préfet le 1er août en présence de propriétaires sans fosses pour qui l'écoulement à l'égout en passant par ses tuyaux est l'unique ressource ; elle veut effrayer l'administration par des calamités imaginaires qui surgiront alors pour ceux-là par suite de l'arrêt brusque de son système dont l'inutilité et le danger apparaissent aujourd'hui aux yeux les moins prévenus, calamités qui fondront sur ses victimes et dont elle se réjouit d'avance dans l'espoir d'en profiter et de les voir se lever toutes pour défendre ses intérêts à elle seule. Mais le Préfet saura déjouer ces nouvelles tentatives. Les ruses des financiers de la pneumatique sont connues, elles sont trop grossières pour qu'on s'y laisse attraper. Les calamités ne se produiront pas, car, si malgré tout, M. le Maire de Levallois par complaisance pour la Compagnie refuse encore longtemps de faire acte d'administration en n'avertissant pas ses administrés selon son devoir. en ne tenant pas énergiquement la main à l'exécution de la convention du 13 septembre 1889 rappelée ci-dessus et par laquelle la Compagnie s'engage à exécuter les décisions du conseil municipal de Paris ; s'il continue à être imprévoyant de parti pris comme les apparence semblent l'indiquer, le Préfet sera prévoyant pour lui et justice sera faite : le déversoir clandestin sera fermé quand même !

Maintenant, est-ce du jour au lendemain qu'aura lieu cette fermeture ?

Oui, pour les propriétaires ; non, pour la Compagnie !

Celle-ci ne sera pas victime comme elle le prétend d'une erreur administrative ou d'une hâte précipitée. La ville de Paris a usé envers elle de tous les ménagements possibles, elle l'a avertie à plusieurs reprises d'avoir à assurer son service d'une façon autre que celle qu'on lui tolérait gracieusement mais provisoirement !

D'abord la délibération d'autorisation contenait par elle-même deux avertissements :

1° La tolérance devait cesser à tout moment en prévenant 6 mois d'avance.

2° Lorsque le débouché en Seine du collecteur serait fermé elle cesserait de plein droit !

Que fallait-il donc dire pour être plus net !

N'était-ce pas là des mises en demeure péremptoires en quelque sorte.

Pourquoi la Compagnie n'a-t-elle pas loyalement averti ses abonnés ?

Pourquoi la municipalité a-t-elle si longtemps manqué à ses devoirs en ne mettant pas le public en garde contre les éventualités *prévues par elle*, qui se produisent aujourd'hui ?

Mystère et finances...

Le 10 juillet 1894, intervint une loi qui autorisait la ville de Paris à contracter un emprunt pour achever le réseau de ses égouts et l'organisation de l'épandage, elle contient un article 6 ainsi conçu :

ART. 6. — La ville de Paris devra terminer dans le délai de cinq ans à partir de la promulgation de la présente loi, les travaux nécessaires pour assurer l'epandage de la totalité des eaux d'égout sur les terrains qui lui appartiennent ou dont elle sera locataire ; elle devra se conformer aux conditions prescrites par l'article 4 de la loi du 4 août 1889.

Cet article, pour tout le monde, voulait dire que dans le délai de 5 ans, la ville de Paris devrait s'être arrangée de manière à ce qu'aucune partie des eaux de ses égouts ne s'écoulât plus en Seine. Le délai de 5 ans expirait le 10 juillet 1899. Pour cette date, toutes les mesures hygiéniques devaient être prises partout pour que les prescrip-

tions de la loi fussent respectés, voilà un premier avertiss-
ment, donné cinq années d'avance à la Compagnie de
salubrité !

Ce n'est pas tout à fait ce qu'on peut appeler du jour au
lendemain.

La Compagnie de salubrité prit-elle les mesures nécessaires pour s'assurer un nouveau déversoir ? avertit-elle ses
abonnés de l'échéance du 10 juillet qui pouvait leur être
fâcheuse ?

Pas le moins du monde ! Elle continua dans la ville le
cours de ses installations pneumatiques, sans se soucier de
ce qui adviendra de ses abonnés qu'elle entretint au contraire dans cette idée fausse qu'ils ont chez eux un système
de vidange qui durera toujours et absolument établi.

La municipalité de Levallois ne s'intéressa pas à ce
détail ! En 1894, elle ne connut pas la loi, tout occupée
qu'elle était à violer la légalité, à terroriser les propriétaires
et à raccoler des abonnés à la pneumatique !

La Compagnie, avec l'aide de la municipalité, se hâta
d'installer ses appareils partout où elle put dans la secrète
espérance que l'on n'oserait pas aller contre une situation
fausse sans doute, mais acquise, et à la conservation de
laquelle on avait de gré ou de force intéressé tant de gens !

On ne s'inquiéta pas du tout de ce qui arriverait le
10 juillet 1899.

Il est vrai qu'en pratique, cette date qui, pour les rive-
rains de la basse Seine, marque un petit pas fait dans la
voie de l'épuration de la rivière, ne modifia en rien les agissements de la Compagnie qui se moque de tout. Celle-ci se
faisant humble et petite se dissimula, espérant que dans
l'allégresse du moment on l'oublierait.

Mais on ne l'oublia pas !

D'ailleurs, on avait pris le soin au commencement de
1899 de l'avertir de l'échéance.

Mais on a du ressort à la banque vidangeuse.

Le jour fatal franchi, on y pensa que la tolérance
n'étant pas effectivement retirée par la suppression maté-

rielle du déversoir, l'état de choses serait maintenu complaisamment et perpétuellement ; mais le Préfet rappela la Compagnie au respect des contrats.

On lui adressa bientôt la lettre suivante :

PRÉFECTURE DE LA SEINE,
—
Direction administrative de la Voie
publique et des eaux et égouts.

EAUX, CANAUX & ÉGOUTS

M. MASSON, inspecteur
6, avenue Victoria.

RÉPUBLIQUE FRANÇAISE
Liberté — Égalité — Fraternité
—

Paris, le 7 octobre 1899.

*Monsieur CHARDON, administrateur
de la Compagnie de salubrité de Levallois-Perret.*

Monsieur,

La délibération du Conseil municipal de Paris, du 26 juin 1889, qui a autorisé la Compagnie de salubrité de Levallois-Perret à évacuer les eaux résiduaires de son usine dans les égouts collecteurs appartenant à la ville de Paris et traversant la commune de Levallois-Perret, stipulait que cette faculté n'était qu'une simple tolérance qui prendrait fin de plein droit dans le cas où le débouché en Seine viendrait à être fermé.

La fermeture du collecteur d'Asnières à son débouché en Seine, étant actuellement accomplie, j'ai l'honneur, conformément aux instructions de mon administration, de notifier à la Compagnie de salubrité de Levallois-Perret, que la tolérance qui lui avait été accordée a cessé de plein droit et de l'inviter à arrêter tout déversement dans les collecteurs de la ville de Paris.

Veuillez agréer, Monsieur l'Administrateur, l'assurance de ma considération distinguée.

L'Inspecteur des Égouts.
MASSON.

La Compagnie, désagréablement dérangée dans sa quiétude, sollicita un délai pour préparer un nouveau *modus vivendi* une échappatoire sous le couvert d'une redevance qu'on ne paierait jamais !

L'administration toujours maternelle, ce qui permet aux farceurs genre Compagnie de salubrité de se moquer d'elle en toute sécurité, consentit à entrer dans de nouveaux pourparlers et comme le disent les vidangeurs pneumatiques dans les factums qu'ils publient contre moi, elle consentit à un délai de six mois.

Pour que le public ait toutes les pièces de cette affaire sous les yeux, voici le texte de la délibération du conseil municipal de Paris qui a accordé ce délai de 6 mois :

Sursis à la Compagnie de salubrité de Levallois-Perret pour résiliation de tolérance d'occupation et d'écoulement dans les collecteurs (22 décembre 1899).

M. Ernest Moreau, au nom de la 6ᵉ commission. — Messieurs, en exécution d'une de vos délibérations, en date du 26 juin 1889, la Compagnie de salubrité de Levallois-Perret a été autorisée à évacuer ses eaux dans chacun des deux égouts collecteurs de la ville de Paris qui traversent ladite commune.

Cette autorisation a été accordée à titre révocable et précaire, moyennant le paiement d'une redevance annuelle calculée sur le taux de 200 francs par kilomètre de conduite et à la condition que la ville de Paris se réservait le droit absolu de faire cesser, à toute époque, en prévenant six mois d'avance, la faculté donnée à ladite Compagnie d'évacuer dans le collecteur les eaux provenant de son usine d'aspiration et que, dans le cas où le débouché en Seine viendrait à être fermé, la tolérance prendrait fin de plein droit.

Or, depuis le mois de juillet, le collecteur d'Asnières est fermé à son débouché dans le fleuve.

La Compagnie a été avisée et il lui a été rappelé que la tolérance dont elle bénéficiait devait cesser par suite de cette fermeture.

Dans ces conditions, M. le Directeur des Affaires dépar-

tementales a demandé qu'il fût sursis au retrait de cette
tolérance afin de permettre aux ingénieurs du département
de rechercher uu moyen de concilier les mesures d'inter-
diction qui pourraient être prises pour assurer le fonction-
nement de l'important service des vidanges dans une agglo-
mération telle que celle de Levallois-Perret.

En conséquence, votre 6ᵉ commission, tout en regrettant
que l'Administration n'ait pas retiré cette tolérance pour le
10 juillet dernier, jour de la fermeture dudit collecteur, à
la Compagnie de salubrité de Levallois-Perret, vous propose de donner satisfaction à cette demande et d'accorder
à la dite Compagnie un délai de six mois, à partir du
1ᵉʳ janvier 1900, pour faire cesser la tolérance qui lui a été
accordée.

Le Conseil,

Vu la délibération, en date du 20 juin 1889, autorisant la
Compagnie de salubrité de Levallois-Perret à installer une
conduite pneumatique de 0 m. 20 de diamètre dans chacun
des deux collecteurs de la ville de Paris qui traversent
ladite commune, depuis les fortifications jusqu'à la jonction
de ces deux galeries, et à évacuer dans la cunette du collecteur, près de son débouché en Seine, les eaux provenant de l'usine d'aspiration, à la condition que cette tolérance prendrait fin de plein droit dans le cas ou le débouché
en Seine du collecteur viendrait à être fermé ;

Vu le mémoire, en date du 1ᵉʳ décembre 1899, par lequel
M. le Préfet de la Seine lui propose, bien que le collecteur d'Asnières soit actuellement fermé à son débouché
dans la Seine, d'accorder à ladite Compagnie un délai de
six mois, à partir du 1ᵉʳ janvier 1900, pour cesser la tolérance dont elle bénéficie ;

Vu la note de M. le Directeur des Affaires départemen-
tales en date du 20 octobre 1899, demandant qu'il soit
sursis au retrait de l'autorisation dont il s'agit ;

Vu la proposition de M. le Directeur administratif de la
Voie publique et des Eaux et égouts ;

Sur le rapport de la 6ᵉ commission,

Délibère :

Il est accordé à la Compagnie de salubrité de Levallois-Perret un délai de six mois, à partir du 1ᵉʳ janvier 1900, pour faire cesser la tolérance qui lui est accordée, en vertu de la délibération susvisée, d'installer des conduites pneumatiques dans les collecteurs de la ville de Paris traversant ladite commune et d'évacuer dans la cunette du collecteur, près de son débouché en Seine, les eaux provenant de l'usine d'aspiration.

Six mois de plus à vivre !

Vous reconnaîtrez avec moi que la Compagnie n'a pas été prise à la gorge par la ville de Paris !

Vous avez sans doute remarqué dans l'exposé rendant compte du rapport verbal de M. Ernest Moreau qui a précédé la délibération ci-dessus, le regret émis par la 6ᵉ commission que l'administration n'ait pas retiré la tolérance pour le 10 juillet 1899. Cet état d'esprit qui s'étendait à tout le conseil d'ailleurs, ne s'est pas modifié depuis, malgré l'orientation politique nouvelle de la majorité de ce conseil ; il indique la ferme volonté des élus de Paris de ne plus être dupes de la Compagnie de salubrité.

C'est qu'il ne s'agit pas de politique dans cette affaire mais de probité, de bonne foi et de bonne administration ; les divergences de vue sur la politique s'arrêtent au seuil des affaires pour tous les honnêtes gens qui ne veulent pas mêler l'une aux autres. Je ne veux pas faire ici de politique, je me borne à exposer mon affaire en toute équité et en toute droiture, je ferai de la politique ailleurs, ici ce n'est pas le cas !

Le cas ici est de savoir si la municipalité de Levallois reprenant les errements de son ancienne, acceptera le rôle de dupe qu'on veut lui imposer au moyen justement de détours inspirés par la politique.

VII

Le délai de six mois ci-dessus accordé le fameux *modus vivendi* n'était pas encore trouvé. On ne l'avait d'ailleurs pas ardemment cherché, bercé que l'on était dans cet espoir d'un provisoire éternel.

La Préfecture mit de nouveau la Compagnie en demeure de s'exécuter.

Sollicitation d'un nouveau délai !

L'administration toujours bienveillante renvoya la demande au Conseil et suspendit l'exécution de la pneumatique.

Le Conseil ne fit pas attendre sa réponse ; la voici :

1900. 2038. — *Refus de prolonger la tolérance accordée à la Compagnie de salubrité de Levallois-Perret pour occupation et écoulement dans les collecteurs.* (M. Ernest Moreau, rapporteur, 13 juillet 1900.)

M. Ernest Moreau, au nom de la 6ᵉ commission. — Messieurs, l'Administration nous soumet une demande de continuation de la tolérance accordée à la Compagnie de salubrité de Levallois-Perret pour occupation et écoulement dans les collecteurs.

Cette tolérance a déjà été prolongée une fois pour laisser à la Compagnie le temps de s'installer ailleurs ; aujourd'hui votre Commission ne peut que vous proposer de ne pas accorder de prolongation nouvelle.

Le Conseil,

Vu sa délibération, en date du 26 juin 1899, autorisant la Compagnie de salubrité de Levallois-Perret à installer une conduite pneumatique de 0ᵐ20 de diamètre dans chacun des deux collecteurs de la ville de Paris qui traversent ladite commune, depuis les fortifications jusqu'à la jonction de ces deux galeries, et à évacuer dans la cunette du collecteur, près de son débouché en Seine, les eaux provenant de l'usine d'aspiration ;

Vu sa délibération, en date du 22 décembre 1899, accordant à ladite Compagnie un délai de 6 mois à partir du 1er janvier 1900 pour faire cesser cette tolérance ;

Vu le mémoire en date du 27 juin 1900, par lequel M. le Préfet de la Seine lui propose de prolonger, sous certaines conditions, la tolérance dont il s'agit ;

Vu la pétition par laquelle la Compagnie de salubrité de Levallois-Perret demande que ladite tolérance soit prolongée moyennant le paiement d'une redevance à fixer ;

Vu le rapport de M. le Directeur administratif de la Voie publique et des eaux et égouts ;

Sur le rapport verbal présenté par M. Ernest Moreau, au nom de la 6e commission, et pour les motifs exposés au compte rendu.

Délibère :

Il n'y a pas lieu d'accorder à la Compagnie de salubrité de Levallois-Perret une prolongation de la tolérance qui l'a autorisée à installer une conduite pneumatique de 0m20 de diamètre dans chacun des deux collecteurs de la ville de Paris qui traversent ladite commune, depuis les fortifications jusqu'à la jonction de ces deux galeries et à évacuer dans la cunette du collecteur, près de son débouché en Seine, les eaux provenant de l'usine d'aspiration.

(*Bulletin municipal* du 24 juillet 1900).

Vous voyez que la fermeture de l'usine n'aura pas lieu du jour au lendemain et que les avertissements n'ont manqué ni à la municipalié ni à la Compagnie.

Si celles-ci n'ont pas prévenu le public, comme c'était leur devoir, c'est leur affaire ; l'une et l'autre supporteront la responsabilité de cette faute lourde que la municipalité accepte d'ailleurs d'un cœur léger ; j'ai prévenu tant que j'ai pu de mon côté. On m'a traité de calomniateur !

Les victimes de la pneumatique sauront après cela à qui s'en prendre de leurs déboires.

Et ils ne s'en prendront pas à moi !

Dès le 20 juillet 1900, le Préfet de la Seine se mit en devoir d'exécuter la délibération du 13 juillet, il avertit la Compagnie du rejet de sa demande de délai nouveau et le 21 août, il lui enjoignit de cesser ses déversements dans le délai d'un mois.

Compagnie et municipalité persistèrent dans leur étrange attitude, on ne prévint personne et la compagnie imperturbable et inconsciente sollicita encore un délai ! ! !

Pour démontrer qu'elle y mettait toute la patience possible et même impossible, l'administration prit sur elle d'accorder ce délai : elle consentit même à une reprise des négociations. Le Conseil des directeurs fut consulté, mais il fut d'avis qu'il n'y avait pas à transgresser les délibérations si nettes du Conseil municipal.

C'est alors qu'après mûres réflexions, après une série de délais de faveur sans précédents, le Préfet de la Seine écrivit au directeur de la Compagnie de salubrité la lettre qu'ont publiée les journaux locaux et que je reproduis ici pour que cette brochure soit complète :

PRÉFECTURE DE LA SEINE

Direction administrative de la Voie publique et des eaux et égouts.

SERVICE TECHNIQUE DE L'ASSAINISSEMENT

Cessation de la tolérance accordée pour occupation et écoulement dans les collecteurs de la ville de Paris.

RÉPUBLIQUE FRANÇAISE

Liberté — Égalité — Fraternité

Paris, le 30 avril 1901

Monsieur le Président du Conseil d'administration de la Compagnie de salubrité, à Levallois.

Monsieur,

Par deux lettres, en date des 20 juillet et 21 août dernier, je vous ai informé que le Conseil municipal de Paris avait rejeté votre demande de prolongation de la tolérance d'occupation par une conduite pneumatique, des collecteurs de la ville de Paris, dans la traversée de Levallois-Perret et de

déversement dans la cunette de ces collecteurs des eaux
usées provenant de votre usine d'aspiration : je vous invitais,
en conséquence, à faire cesser tout déversement dans ces
galeries et à enlever lesdites conduites dans un délai d'un
mois.

Depuis lors, par une lettre du 28 août dernier, deux adini-
nistrateurs de votre compagnie m'ont informé qu'ils se propo-
saient de tenter des démarches pour que les injonctions
susvisées ne soient pas maintenues, sans me faire connaître
que la moindre disposition ait été prise pour se conformer
aux mises en demeure que je vous ai adressées.

La situation actuelle ne pouvant se prolonger plus longtemps, j'ai l'honneur de vous enjoindre d'avoir, dans les
trois mois, à partir de ce jour, à faire enlever vos conduites
dés collecteurs et à fermer l'orifice d'évacuation des eaux de
votre usine dans ces galeries.

J'ajoute que ce délai est irrévocablement le dernier qui
puisse vous être accordé et que, faute par votre compagnie
de se conformer à la présente injonction, il sera procédé
d'office et à vos frais, par les soins du service municipal de
la ville de Paris, aux travaux nécessaires pour en assurer
l'exécution et pour la remise en état des collecteurs.

Je vous invite à me faire connaître d'urgence les dispositions que vous aurez prises à cet égard.

Recevez, Monsieur, mes salutations.

Le Préfet de la Seine,

DE SELVES.

Cette lettre clos l'incident !

RÉSUMÉ

—————✳—————

I

Maintenant quelle est la situation ?

Le déversoir en Seine ou dans l'égoût collecteur des vidanges de la Compagnie de salubrité sera fermé effective-ment le 1ᵉʳ août prochain ; il faut que d'ici là les mesures soient prises partout pour que le service de l'assainissement public et privé ne subisse aucun arrêt.

La municipalité se désintéresse en apparence de la ques-tion ; elle n'aime pas qu'on lui en parle, elle négocie, dit-on dans les milieux informés. Quand on lui pose une question au conseil municipal, elle l'élude !

Le secret n'est guère de mise en la circonstance pourtant !

Les principes républicains sous l'égide desquels le conseil municipal a été élu, ne souffrent pas le mystère dans les affaires publiques. Tout dans la maison commune doit se traiter au grand jour. Une administration imbue de l'esprit républicain doit repousser le mystère qui ne profite jamais qu'aux fourbes et aux méchants. Ce n'est jamais l'intérêt général que l'on défend les portes closes et en se dissimulant.

Pourquoi donc alors la municipalité entoure-t-elle la lettre préfectorale — publiée d'ailleurs par toute la presse locale — de tant de précautions mystérieuses ?

Est-ce pour faciliter de nouvelles combinaisons financières ou de nouvelles fourberies.

On prévoit rue Victor-Hugo et à la mairie le danger qui fondra sur quelques maisons le 1ᵉʳ août si l'on ne fait rien d'ici là pour le conjurer et il semble qu'on fasse tout ce qu'il faut pour le rendre plus effrayant qu'il n'est. Il semble qu'on veut, grâce à un affolement froidement provoqué essayer de sauver la Compagnie de salubrité au dernier moment.

On n'y réussira pas, car si la municipalité manquant à tous ses devoirs ne prend pas les précautions indiquées par la situation, ne prévient pas les propriétaires et ne fait pas creuser des fosses dans la mairie, dans les écoles et dans les bâtiments communaux qui en sont dépourvus, le préfet de la Seine pour compléter les mesures prescrites par sa lettre du 30 avril 1901, ordonnera lui-même et d'office ce que la municipalité ne veut pas faire. Le conseil municipal de Levallois, averti par cette brochure ne voudra pas abdiquer ses droits et se laisser imposer des mesures de protection dont l'initiative lui appartient d'ailleurs même contre la volonté de la municipalité. Si celle-ci persistait à ne pas vouloir le consulter, si elle s'entêtait à lui cacher de parti pris la situation, la majorité en exercice pourrait par application de l'article 47 de la loi du 5 avril 1884 exiger la réunion du conseil et elle pourrait alors reprendre la direction d'une affaire que l'on semble abandonner au hasard des évènements et vouloir régler en dehors d'elle.

Ah ! le bout de l'oreille n'est pas difficile à voir et inconsciemment la Compagnie de salubrité l'a laissé percer dans un des factums qu'elle a fait paraître dans les journaux locaux qu'elle subventionne !

On objecte il est vrai, écrit-elle, que la Compagnie aurait pu construire une usine de traitement, mais c'est un nouveau piège à prendre les naïfs. Ceux qui parlent de cette usine dont les traités d'ailleurs interdiraient la construction (1) savent parfaitement que, si on peut traiter les matières des fosses pour en faire des engrais, ce traitement devient impossible lorsque ces matières se présentent diluées dans dix fois leur volume d'eau comme cela existe pour le produit du tout à l'égout de Levallois.

Dans ce cas l'épandage peut seul se pratiquer, mais on ne fait pas de l'épandage sur les terrains à 50 francs le mètre à l'intérieur d'une ville. La ville de Paris seule possède dans la région tous les terrains propres à l'épandage. C'est donc à elle à le pratiquer pour Levallois !

Les usines étaient des pièges à prendre les naïfs ! l'aveu

_____

(1) C'est le contraire qui est vrai.

ne manque pas de piquant aujourd'hui qu'on en comprend
toute la portée.

Mais ce n'est pas pour faire cette inconsciente remarque
que l'on écrit ces sottises : c'est pour faire entrer tout douce-
ment dans les esprits cette idée que pour ne pas nuire à la
population qui s'en moque au fond, il faut autoriser la Compagnie de salubrité à jeter tout de même ses infections dans
les égoûts.

On va d'abord renouveler la tentative dix fois repoussée
d'offrir une redevance à la ville de Paris qui deviendrait
ainsi entrepreneur d'épandage pour le compte des vidangeurs de la banlieue. Cette tentative ne réussira pas plus que
les précédentes. La ville de Paris n'est pas autorisée à per-
cevoir des taxes municipales dans les égoûts de Levallois,
et grâce à la confusion administrative qui se produirait iné-
vitablement d'une telle perception irrégulière, la Compagnie
de salubrité ne paierait pas un centime à personne, c'est bien
sur cela qu'elle compte ; elle n'a d'ailleurs jamais payé les
200 francs par kilomètre de conduite qu'elle s'est engagée à
verser à la caisse municipale.

On s'arrêtera ensuite à une autre idée :

Le collecteur sera fermé, soit ! alors, on déversera dans les
égouts communaux et les intérêts des contribuables seront
ménagés... et la municipalité bénévole aura fait son devoir !

II

Cette combinaison nouvelle aussi étrange que malhonnête
a son germe dans un factum dont j'ai extrait quelques pas-
sages dans le paragraphe précédent, elle mijote dans le
silence ; on attend le plus possible pour la produire au jour
et on la présentera au dernier moment comme la combinaison
de salut aux propriétaires que l'on empêche de se prémunir
contre l'arrêt de la pneumatique. En attendant, pour détourner
l'attention on m'injurie !

Eh bien ! il faut être plus que naïf pour oser tendre un pa-
reil piège à la bonne foi de la municipalité ! Cette dernière

s'y laissera peut-être prendre hélas ! Mais jamais le conseil municipal n'y tombera !

Il ne faut pas songer un seul instant que cette combinaison saugrenue dont on parle sérieusement (?) dans l'entourage municipal ait la moindre chance de réussir.

Ce serait une supercherie malhonnête, indigne d'une administration républicaine qui ne serait pas tolérée par la Préfecture de la Seine et contre laquelle s'élèveraient les protestations unanimes des électeurs de Levallois, car elle marquerait un abandon singulier des droits de la commune et des intérêts des contribuables.

La municipalité, si elle s'y laissait entraîner dans son désir de ménager ces droits et ces intérêts commettrait une lourde méprise !

La Compagnie a pris l'engagement d'enlever les matières pour nous éviter les dépenses du tout à l'égout, il serait étrange que la municipalité nous imposât ces dépenses pour sauver la Compagnie de salubrité...

D'un autre côté, si la commune est disposée à laisser pratiquer le tout à l'égout à Levallois, l'intervention de la Compagnie de la salubrité est inutile, celle-ci percevrait indirectement grâce à la complaisance officielle une taxe municipale qui doit entrer légitimement dans la caisse communale.

La municipalité n'autoriserait pas les particuliers à pratiquer le tout à l'égout gratuitement, elle percevrait sur chacun d'eux une redevance pour se rembourser de ses dépenses supplémentaires de curage d'égout et d'épandage.

Avec la Compagnie de salubrité aucune redevance ne serait à espérer, car si nous voulions lui en demander une sérieuse, elle ne manquerait pas de nous opposer son traité qui lui concède le droit d'user gratuitement de tous les avantages que présente l'état de la voie publique ; si la Compagnie offrait une redevance, ce serait là encore un piège dont il faudrait se méfier, mais auquel personne ne se laisserait prendre au surplus !

Ceux qui poussent la municipalité dans cette voie tortueuse n'ont certainement pas en vue son intérêt ni le nôtre.

Sans doute il est bon de chercher à sauver les victimes de la pneumatique, mais il ne faudrait pas que sous ce prétexte on fit surtout les affaires des banquiers de la salubrité.

Est-ce que les parlementaires se soucient des actionnaires de Panama ?

Cette affaire-là, c'est notre Panama local, elle laisse des victimes que je plains sincèrement ; celui qui les a soulagées de leurs économies n'a qu'à les leur rendre. C'est le seul moyen honnête qu'il ait de se faire pardonner ses méfaits et la réputation de bienfaiteur public qu'il aime qu'on lui fasse ne sera plus vaine !

En résumé il n'y a que deux solutions possibles et honorables à l'affaire de la pneumatique.

Ou que la Compagnie de salubrité s'inclinant loyalement devant la nécessité de ses engagements établisse les usines de traitement prévues par l'article 18 de son contrat du 25 novembre 1888.

Ou qu'elle se retire purement et simplement, après avoir scrupuleusement et loyalement rétabli les fosses qu'elle a systématiquement détruites pour rendre son système à elle en quelque sorte impossible à remplacer du jour au lendemain.

Sa disparition dans les conditions loyales et correctes n'entraînera aucune des calamités dont on nous menace pour les besoins de cette mauvaise cause

Les 600 maisons desservies par la pneumatique continueront à être assainies comme elles l'étaient avant l'intrusion violente de la Compagnie de salubrité et il n'y aura rien de changé à Levallois qu'une affaire malpropre en moins !

Si la Compagnie de salubrité ne déclare pas franchement dès maintenant le parti qu'elle prendra, la municipalité a le devoir devant les menaces que l'on colporte, de mettre la main sur l'usine d'aspiration pour la faire exploiter en régie jusqu'à ce que toutes les maisons desservies par ce système soient en état de salubrité.

Le temps presse, la mesure est urgente, en tardant comme elle le fait la municipalité assume une responsabilité épouvantable.

Un mot pour finir :

On a osé écrire que le système pneumatique exploité par la Compagnie de salubrité est le palladium de l'hygiène publique à Levallois.

Il ne faut pas le connaître pour affirmer de telles énormités !

Est-ce un système normal d'assainissement applicable à uue ville de 60.000 habitants que celui qui repose sur le onctionnement la plupart du temps défectueux d'appareils exclusifs qu'il faut surveiller journellement et que seule une compagnie financière a le droit d'exploiter ?

Quel est le moyen de contrôle et d'action du maire dans cette situation ? Il arrive fréquemment que les appareils débordent ! dans le cas où la Compagnie n'enverrait pas immédiatement une équipe d'ouvriers pour y remédier, quelle mesure pourrait prendre le maire. Aucune ! Son action protectrice est liée et entravée ; il ne peut rien faire que s'en rapporter à la Compagnie car nul autre entrepreneur ne peut toucher à ses appareils.

N'est-ce pas là une situation intolérable. Est-ce que les droits des maires en matière de salubrité peuvent être mis en échec par des conventions privées ou des installations dangereuses et insalubres. Est-ce que le maire ne doit pas pouvoir en tout état de cause, prescrire des travaux qui empêcheront le retour d'accidents comme ceux qui se produisent fréquemment dans les caves inondées par les appareils engorgés.

C'est inadmissible.

On objecte il est vrai l'intérêt de la Compagnie à bien servir sa clientèle. Ce n'est pas un argument. L'intérêt actuel est de bien fonctionner ; l'intérêt de demain peut-être de ne plus fonctionner du tout ! Question de caisse ! Une administration prévoyante ne doit pas se contenter pour toute garantie d'un intérêt financier très fugitif et très changeant. En tous cas l'intérêt de la Compagnie de salubrité n'empêche pas les débordements fortuits de ses appareils dont on a soin d'empêcher la divulgation. L'intérêt

contiuuel, d'aujourd'hui comme de demain de la municipalité, est de prendre toutes sortes de garanties préventives
contre ces accidents qui se produisent plus souvent que de
raison et ces garanties doivent surtout consister dans la
possibilité de remplacer les services de la compagnie de
salubrité au pied levé en cas de besoin soit par un jet direct
dans les égoûts soit par le travail d'une autre compagnie.
Dans l'état actuel des installations cela est impossible. Rien
ne peut suppléer la vidange pneumatique ; son arrêt
brusque, c'est l'infection générale.

Il ne faut pas que cela en soit ainsi ; il ne faut pas que
l'assainissement de Levallois-Perret soit à la discrétion
d'une Compagnie sans recours possible à un système de
vidange autre que le sien, il ne le faut pas parce que cela
est mauvais, et attirera fatalement un jour une véritable
calamité.

Les précédentes municipalités n'avaient pas compris
cela, ou si elles l'avaient compris elles n'en avaient tenu
aucun compte ; il faut que la municipalité actuelle le
comprenne et le fasse comprendre à la population parce
que c'est la vérité.

Si en 1895, alors que je l'ai demandé et qu'il n'y avait
que peu de maisons embarrassées du système pneumatique,
on avait coupé court à la propagande malhonnête de la
Compagnie de salubrité dont on prévoyait d'ailleurs la
mort à cette époque, on n'aurait pas rencontré autant de
difficultés qu'on paraît en rencontrer aujourd'hui. Si l'on
ne supprime pas la pneumatique aujourd'hui,, dans quelques années quand il faudra NÉCESSAIREMENT le faire, car il
faudra y arriver un jour ou l'autre, on en rencontrera davantage ; au lieu de 600 victimes on risque d'en faire 1.200.

Il ne s'agit pas de l'intérêt de quelques spéculateurs ou
de quelques industriels quelconques, il s'agit de la salubrité et de la probité publiques.

Et puis à l'heure actuelle il y a des fosses presque par-
toot ; la suppression du système pneumatique peut se faire
sans inconvénient grave,

Entre deux maux, il faut toujours choisir le moindre, en agissant tout de suite et radicalement, on évitera pour l'avenir des ennuis plus désagréables.

Quant aux procès dont on parle, il n'y a pas lieu de s'en préoccuper. Les propriétaires lésés par les agissements du maire qui a abusé de ses pouvoirs n'ont aucun recours contre la commune. Si la Compagnie de salubrité qui menace encore avait des droits, elle n'aurait pas attendu d'être acculée pour les faire valoir. Elle ne solliciterait pas aujourd'hui, elle parlerait en maîtresse comme en 1894 !

Et si, dans la pensée d'être utile aux habitants, l'administration avait la faiblesse d'accueillir ses sollicitations, la Compagnie, reprenant son arrogance, ne laisserait pas que d'en profiter pour faire de nouvelles dupes.

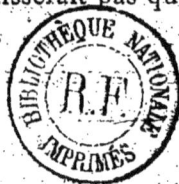

Levallois. — Imp. Brevetée Q. Mottelet

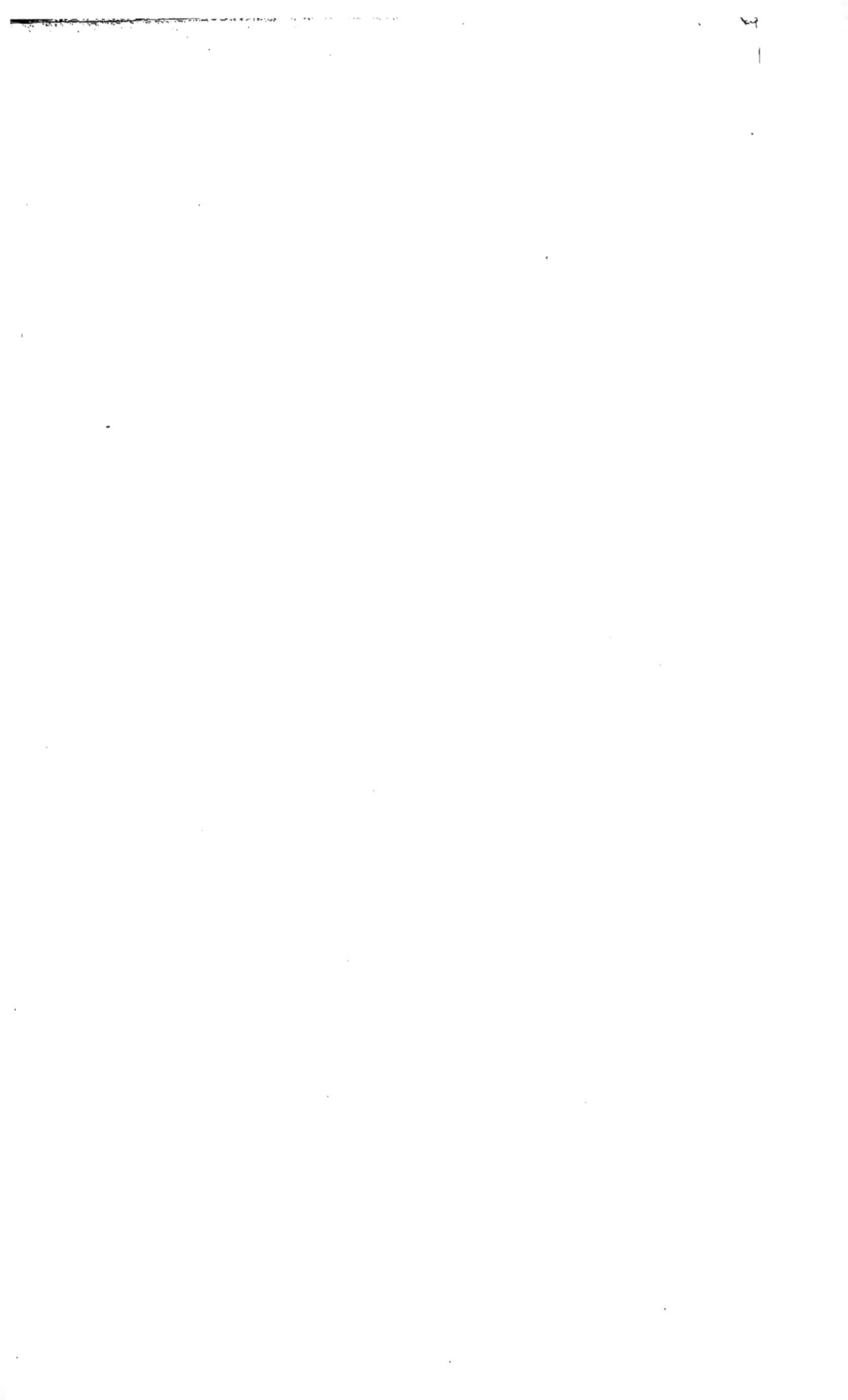

www.ingramcontent.com/pod-product-compliance
Lightning Source LLC
Chambersburg PA
CBHW071442200326
41520CB00014B/3802